I0787924

Darmreinigung

Reinige deinen Darm und werde gesund

Inhaltsverzeichnis

Einleitung

Normalerweise sprechen wir in Gesellschaft nicht über unsere Darmgesundheit. Viele Menschen haben Hemmungen über ihre Verdauungsbeschwerden zu sprechen und scheuen einen Gang zum Arzt. Immer mehr Menschen lehnen auch die Behandlung von Verdauungsbeschwerden mit synthetisch hergestellten chemischen Medikamenten ab und suchen nach natürlichen Alternativen, um ihre Darmgesundheit zu unterstützen.

Der Darm hat eine tragende Rolle für ein ideal funktionierendes Immunsystem und die gesamte körperliche und psychische Gesundheit. Es ist also enorm wichtig sich gut um seinen Darm zu kümmern! So lassen sich viele Krankheiten vermeiden und die allermeisten Krankheiten lindern und sogar heilen. Der Darm steht auch in einer direkten Verbindung mit dem Gehirn! Ein gesunder Darm ist also die Grundlage für einen gesunden Körper und den erfolgreichen Kampf gegen Bakterien, Viren und Pilze! Du kennst sicherlich den Ausdruck „Bauchgefühl"? Dieser Ausdruck repräsentiert die Verbindung von Darmgesundheit und Emotionen. Schlechte

Nachrichten haben oftmals einen direkten Einfluss auf die Verdauung. Auch Stress kann die Darmaktivität beeinflussen. Es gibt also viele Faktoren, die für eine optimale Darmgesundheit zu beachten sind!

Unsere Ernährung hat sich in den letzten Jahrzehnten drastisch geändert und das nicht unbedingt dahingehend, dass wir uns so ernähren, dass es für unseren Darm passend ist. Schlechte Ernährungsweisen, Stress, wenig sportliche Betätigung und eine Vielzahl von Umweltgifte wirken tagtäglich auf unseren Darm ein. Im schlimmsten Fall sammeln sich Reste im Darm an und die aufgenommenen Nährstoffe können nicht mehr ausreichend aus der Nahrung aufgenommen werden. Dies begünstigt das Ausbrechen von Krankheiten, die vom Körper nicht mehr selbst bekämpft werden können.

Es lohnt sich also sich ein wenig eingehender mit dem eigenen Darm zu beschäftigen. Die positiven Effekte eines gesunden Darms sind auf allen Ebenen des Körpers und der Psyche bemerkbar!

In diesem Buch warten viele Informationen über die Funktionsweise des Darms, woran man einen kranken Darm erkennt und welche Nährstoffe, Spurenelemente und Mineralstoffe unser Darm für eine optimale Funktionsweise benötigt. Viele natürliche

Mittel können uns bei der Gesunderhaltung unseres Darms behilflich sein. Mit ein wenig Hintergrundwissen kannst du deinen Darm ganz einfach selbst reinigen und Krankheiten vorbeugen. Dies und viele praktische Rezepte mit frischem Obst, leckerem Gemüse, gesunden Ölen und wichtigen Ballaststoffen für einen gesunden Darm warten auf dich!

Kapitel 1: Die Verdauung

Unsere Verdauung beginnt schon im Mund! Über den Magen gelangen die Nahrungsmittel in den Magen und von dort in den Darm. Aber was genau passiert im Mund, im Magen und im Darm? Um deinen Darm gesund zu halten, solltest du die Grundlagen der Darmfunktion kennen! Lass uns einen Blick auf den Weg der Nahrung durch deinen Körper werfen!

Der Darm

Der Darm eines erwachsenen Menschen ist 6-7 Meter lang, beginnt am Magenausgang und endet am After. Grob wird der Darm in zwei Teile, den Dickdarm und den Dünndarm, unterteilt. Der Dünndarm ist der erste Teil des Darms und misst ungefähr 5 Meter, macht also den größten Teil des Darms aus und wird in drei Teile unterteilt: den Zwölffingerdarm, den Leerdarm und den Krummdarm. Auf den Dünndarm folgt der Dickdarm, der einen wesentlich größeren Durchmesser als der Dünndarm besitzt, dafür aber nur 1-2 Meter misst. Der Dickdarm umgibt den Dünndarm im Uhrzeigersinn. Auch der Dickdarm ist in mehrere Abschnitte aufgeteilt: Blinddarm, Wurmfortsatz, aufsteigender Darm, Querdarm, absteigender Darm, S-Darm und Enddarm. Der Blinddarm ist ein Fortsatz des Dickdarms, der eine Sackgasse bildet. Es ist wissenschaftlich immer noch nicht abschließend erforscht, welche Funktion der Blinddarm hat. Vermutlich ist für das Immunsystem wichtig und dafür, dass die Nahrung nicht im Darm rückwärts wandert. Am Blinddarm hängt ein wurmähnlicher Fortsatz, der entsprechend seines Erscheinungsbildes Wurmfortsatz genannt wird. Bei einer Blinddarmentzündung ist genau dieser Wurmfortsatz entzündet und nicht etwa, wie man vermuten würde, der gesamte Blinddarm.

Der Darm soll den Körper von Schadstoffen und Toxinen befreien. Durch die Stoffwechselvorgänge werden Schadstoffe durch den Kot ausgeschieden. Ein Darm, der nicht optimal arbeitet, kann also auch die Schadstoffe nicht mehr optimal ausscheiden. Dann können sich Nahrungsreste in den Darmschlingen festsetzten, die dort beginnen zu faulen und zu gären. So entstehen Gifte, welche in die Blutlaufbahn gelangen und extrem negative Auswirkungen auf den menschlichen Organismus haben. In einem gesunden Darm können sich weder Pilze, noch andere das Immunsystem beeinträchtige Parasiten einnisten. Schlacken lagern sich durch eine langanhaltende Übersäuerung des Körpers im Darm ab und die Nährstoffe aus der Nahrung können durch die Schicht Schlacken auf der Darmschleimhaut nicht mehr aufgenommen werden. Mittlerweile gehen Wissenschaftler davon aus, dass der Darm 70-80% zu einem gut funktionierenden Immunsystem beiträgt. Ist die Darmflora also gestört, hat dies Auswirkungen auf den gesamten Körper. Viele Erkrankungen entstehen im Darm. Krankheitsbilder wie Rheuma, Diabetes, Krebs, Migräne, Asthma, Allergien, Gicht, Herzinfarkte und Immunerkrankungen haben ihre Ursachen häufig in einer gestörten Darmflora und nicht optimal funktionierendem Darm.

Die Studie „Nature" konnte nachweisen, dass eine Gleichgewichtsstörung, Dysbiose, der Darmbakterien im unmittelbaren Zusammenhang mit Diabeteserkankungen steht. Dass Diabetiker ein unausgewogenes Verhältnis von guten und schlechten Bakterien im Darm aufweisen, wurde von dänischen und chinesischen Diabetikern bestätigt.

Symptome, die auf eine gestörte Darmfunktion hinweisen, sind:

- Mundgeruch

- Pickel

- Stumpfe Haare

- Verstopfungen

- Blähungen

- Gewichtsprobleme

- Depressionen

- Häufige Infekte

- Rheuma

- Asthma

- Autoimmunerkrankungen

- Gelenkbeschwerden

- Allergien

- Bronchitis

- Angina

- Atemwegserkrankungen

- Müdigkeit

- Reizdarmsyndrom

- Candida-Besiedelung

- Besiedelung durch Parasiten und Würmer

- Divertikulitis

Der Befall des Verdauungssystems von Parasiten kann ohne bemerkbare Symptome verlaufen. Zu den Darmparasiten gehören Giardien, Amöben, Bandwürmer, Peitschenwürmer, Madenwürmer, Fadenwürmer, Spulwürmer und Hakenwürder. Mittlerweile ist jeder zweite Mensch von solchen ungeliebten Mitbewohnern befallen. Die Parasiten gelangen durch sexuellen Kontakt, Lebensmittel und Trinkwasser im Ei-Stadium in den Körper und können sich dort je nach Lage ausbreiten. Ein gesunder Darm und ein gesundes Immunsystem können diese Parasiten ohne weiteres bekämpfen. Dadurch, dass die Parasiten sich häuten, kann das Immunsystem diese nicht mehr als Eindringlinge erkennen. So können sich die Parasiten ungehindert ausbreiten und dabei die Darmschleimhaut verletzen, giftige Stoffwechselprodukte absondern und sich über den Blutkreislauf und die Lymphflüssigkeit in alle Organe des Körpers ausbreiten und dort Schaden anrichten.

Oftmals ist ein Parasitenbefall durch eine Stuhlprobe nicht nachweisbar. Naturheilkundliche Maßnahmen gegen den Parasitenbefall sind eine basische Ernährungsform und eine stark vitalstoffreiche Ernährung.

Die Verdauung

Um die in der Nahrung enthaltenen Nährstoffe verwerten zu können, sind verschiedene Vorgänge im Körper notwendig. Die Nahrung wird beispielsweise durch Enzyme gespalten, damit die extrahierten Nährstoffe in die Blutlaufbahn gegeben werden können und so im Körper verteilt werden können.

Der erste Schritt der Verdauung ist im Mund. Dort wird die Nahrung durch das Kauen zerkleinert und mit Speichel vermischt. Durch das Kauen wird die Speichelproduktion angeregt. Der Speichel ermöglicht nicht nur, dass die zerkleinerte Nahrung einfacher durch die Speiseröhre rutschen kann, sondern auch, dass durch die im Speichel enthaltenen Enzyme die Nahrung schon im Mund gespalten wird. Durch den Speichel werden außerdem Nahrungssäuren neutralisiert. Nach dem Kauen gelangt die Nahrung durch die Speiseröhre in den Magen, wo sie auf die Magensäure trifft. Die Magensäure eliminiert schädliche Bakterien und reinigt somit die Nahrung. Durchschnittlich produziert ein Erwachsener täglich 2-3 Liter Magensäure. Nachdem die Nahrung einige Zeit im Magen verbracht hat, gelangt sie in den Zwölffingerdarm, also den Dünndarm. Hier geschieht der eigentliche Teil der Verdauung! Die Nahrung wird durch Enzyme in ihre Einzelteile zerlegt und die nützlichen Nahrungsbestandteile werden in die Blutbahn abgegeben. Der Nahrung wird im Dünndarm ein Großteil der Flüssigkeit entzogen. Der Rest der Flüssigkeit wird anschließend im Dickdarm entzogen. Im Dickdarm werden nun die Ballaststoffe verdaut, die im Dünndarm nicht verdaut werden. Die Reste, die nach dieser langen Verdauungsreise übrig bleiben, werden im Enddarm gelagert, bis sie beim nächsten Gang zur Toilette als Kot ausgeschieden werden. Ein solcher Verdauungsprozess dauert in der Regel 24 Stunden, hängt aber von vielen Faktoren wie Krankheiten, Art der Nahrung, Wassergehalt der Nahrung, emotionale Umstände und ähnlichem ab.

Die Nahrung wird erstaunlicherweise im Magen nicht vermischt! Wenn du also ein saftiges Steak gefolgt von einem Salat isst, dann liegt dein Salat auf dem Steak in deinem Magen. Die verschiedenen Nahrungsmittel werden unterschiedlich schnell verdaut. Die Nahrungsmittel stehen aber im Magen nicht an einer „Verdauungs-Schlange" an, sondern beginnen zu gären. Durch den Prozess des Gärens entstehen Gase, Säuren und Alkohol. Handelt es sich um geringe Mengen, die so im Magen auf ihre Verdauung warten müssen, sind keine Symptome zu spüren. Bei größeren Mengen können sich allerdings unschöne Symptome bemerkbar machen. Demzufolge ist es sinnvoll, die Nahrungsmittel, die schnell verdaut werden, vor jenen Nahrungsmittel, die langsam verdaut werden, zu verzehren. Eine sinnvolle Reihenfolge ist – zuerst Obst, gefolgt von Gemüse und zum Schluss tierische Produkte. Im Verlauf des Buches wirst du viele tolle Rezepte kennen lernen, die auf die Verdauungsvorgänge abgestimmt sind.

Kapitel 2: Faktoren für einen gesunden Darm

Jeder Mensch hat unterschiedliche Bedürfnisse und so verhält es sich auch mit dem Darm – jeder Darm hat seine eigenen Bedürfnisse. Auch wenn grundsätzlich Aussagen über eine möglichst gut verträgliche Ernährung getroffen werden können, muss jeder für sich und seinen Darm die richtigen Feinheiten herausfinden. Im Folgenden findest du einige Anregungen, wie du deine Verdauung ganz einfach verbessern kannst!

Ballaststoffe – dieses Wort hört sich erstmal nicht so an, als würden diese Stoffe zur Verdauung beitragen. Sie sind aber ausgesprochen wichtig für die Verdauung! Ballaststoffe sind nur in pflanzlichen Produkten enthalten und helfen bei einer grundsätzlich guten Verdauung. Diese Ballaststoffe sorgen dafür, dass die Darmbewegung angeregt wird und die Nahrung sich stetig in Richtung Ausgang bewegt und nicht stecken bleibt. Zudem vermehrt sich durch die Ballaststoffe das Wasser im Darm, was zu einer schnelleren und schonenderen Verdauung führt. Neben dieses verdauungsfördernden Eigenschaften regulieren Ballaststoffe auch den Blutzuckerspiegel, den Cholesterinspiegel und sorgen für ein langanhaltendes Sättigungsgefühl.

Ein Richtwert für die tägliche Aufnahme von Ballaststoffen liegt bei 30g. Nimmst man zu viele Ballaststoffe zu sich kann es zu Blähungen und anderen Symptomen kommen.

Sport hat nicht nur einen unheimlich positiven Effekt auf das Herz-Kreislauf-System, sondern auch auf die Darmbewegung. Schon ein täglicher kurzer Spaziergang von einer halben Stunde hat anregende Effekte auf die Verdauung, es muss nicht immer Hochleistungssport sein. Es reicht schon aus, wenn du statt Rolltreppen oder Fahrstühlen die Treppe bevorzugst und kürzere Wege statt mit dem Auto zu Fuß gehst! Die ganz normalen Alltagsbewegungen sollten zu Gunsten einer optimalen Darmtätigkeit nicht durch bequeme Alternativen ersetzt werden, sondern bewusst wahrgenommen werden. Es liegt in der Natur des Menschen sich regelmäßig zu bewegen. In Zeiten von Bürojobs, Autos und ähnlichem steht die Bequemlichkeit und starre Körperhaltungen jedoch im Vordergrund!

Jeder Mensch ist unterschiedlichsten Belastungen ausgesetzt. Dies lässt sich nicht vermeiden, aber die Belastungen bewusst wahrzunehmen und möglichst viele Belastungen zu vermeiden ist das Ziel! Bewegungsmangel, beruflicher Stress, Fast Food und Toxine belasten den Körper insgesamt und natürlich auch den Darm! Wichtig ist, den Darm so wenig wie möglich zu belasten.

Rauchen, Pestizide und psychischer Stress sind Toxine für den Körper! Vermeide also diese möglichen Belastungen, indem du nicht täglich rauchst, pestizidfreie Lebensmittel zu dir nimmst und auf deine psychische Gesundheit und Ausgeglichenheit achtest!

Wie viel Wasser trinkst du täglich? Abhängig von Größe, Gewicht und Aktivitätslevel benötigt jeder Mensch unterschiedlich viel Wasser. Ein Richtwert ist jedoch 2-3 Liter Wasser täglich zu sich zu nehmen oder pro 20kg Körpergewicht einen Liter. Wichtig ist, nicht auf Mischgetränke oder stark zuckerhaltige Getränke zurückzugreifen, da diese die Verdauung negativ beeinflussen. Wasser schwämmt Giftstoffe aus dem Körper, beschleunigt die Verdauung und hält uns wach und fit!

Um dem Körper alle notwendigen Nährstoffe zu liefern und möglichen Parasiten die

Lebensgrundlage zu entziehen ist eine vitalstoffreiche Ernährung notwendig. Beispielsweise bietet eine basenüberschüssige Ernährung dem Körper die optimalen Nährstoffe, Basen und gesunden Säuren, die für ein ausgewogenes Basen-Säure-Verhältnis, eine gesunde Darmflora und ein starkes Immunsystem von Bedeutung sind. Der Verzicht auf Weißmehlprodukte, Fertiggerichte, Zucker, verarbeitete Fleischprodukte und stark verarbeitete Milchprodukte bei gleichzeitigem Ernährungsschwerpunkt auf Gemüse, Nüsse, Obst, Quellwasser und Fisch, Fleisch, sowie Milchprodukte aus ökologischer Landwirtschaft kann unglaublich positive Effekte auf die Darmgesundheit haben. Der Körper wird optimal mit Nährstoffen, Mineralien, Ballaststoffen, Antioxidantien und Vitaminen versorgt!

Wenn du gerne fastest, kannst du zum Abschluss deiner Darmsanierung einige Tage Heilfasten. Begleiter des Heilfastens können Extrakte aus der Yucca-Palme, Spirulina-Algen, basische Kräuter und Gemüsebrühe sein. Nach einer Heilfastenkur kannst du deinen Körper mit Probiotika unterstützen! Heilfasten kann bei Allergien, Magengeschwüre, Übersäuerung und ähnlichem helfen, wie Studien bewiesen haben. Diese Art des Fastens kannst du am besten mit der Begleitung eines kompetenten Heilpraktikers durchführen.

Einläufe sind eine gute Möglichkeit deinen Darm beim Ausschwemmen der überflüssigen Bestandteile zu unterstützen. Das passende Zubehör kann in Apotheken und im Online-Versand erstanden werden. Regelmäßige Einläufe spülen die Ablagerungen und Stoffwechselgifte aus dem Enddarm aus, massiert die Enddarmgegend und regt die Selbstheilungskräfte des Darms an.

Tägliche Bürstenmassagen fördern die Durchblutung der Haut – die Haut ist unser größtes Organ und über sie scheiden wir eine Menge an Giftstoffen aus! Pflegst du also deine Haut durch tägliches Bürsten, hat das einen großartigen Effekt auf deinen Entgiftungsprozess. Massiere beispielsweise deine Bauchregion im Uhrzeigersinn einige Minuten.

Wenn du Kontakt zu einem Heilpraktiker deines Vertrauens hast, kannst du dort eine Colon-Hydro-Therapie durchführen lassen. Dies ist eine Art sehr intensiver Einlauf, der deinen gesamten Darm reinigt und von schädlichen Ablagerungen befreit.

Kapitel 3: Die Produkte für eine Darmreinigung

Es gibt unzählige Gründe für eine Darmreinigung. Krankheiten wie Rheuma oder Autoimmunerkrankungen, Allergien, Depressionen, Erkältungen, Atemwegserkrankungen, Asthma, Angina, Pilzbesiedelungen, Parasitenbefall, häufige Infektionen oder allgemeines Unwohlsein können Motivatoren für eine Darmreinigung sein.

Durch eine Darmreinigung wird dem Körper mehr Energie zur Verfügung gestellt, dadurch dass die Darmzotten entschlackt werden und die Nährstoffe aus der Nahrung wieder besser aufnehmen können. Festgesetzte Nahrungsreste im Darm, die Blähungen und Fäulnis verursachen, werden aus dem Körper geschwemmt und der Bauchraum wird verkleinert. Gleichzeitig wird der Brustraum vergrößert, wodurch die Atmung leichter fällt. Der Darm steht mit allen anderen Organen des Körpers in Verbindung, er sorgt dafür, dass alle Organe mit ausreichend Nährstoffen versorgt werden und bildet 95% des Wohlfühl-Hormons Serotonin.

Sinnvoll ist es neben einer natürlichen und bewussten Ernährungsweise den Darm 1-2 Mal jährlich zu reinigen. Je belasteter dein Darm ist, desto massivere Verbesserungen deiner psychischen und physischen Gesundheit wirst du nach einer Darmreinigung feststellen. Eine Darmreinigung kann zwischen 10 Tagen und 3 Monaten dauern. Eine langanhaltende Darmeinigung hat natürlich intensivere Effekte auf die Gesundheit, als eine kurze Darmreinigung. Abhängig von täglichen Aufgaben, Motivation und Gesundheitszustand muss jeder für sich selbst entscheiden, was die richtige Dauer der Darmsanierung ist. Auch die Dosierung der reinigenden Mittel hat Auswirkungen auf die Intensität der Darmreinigung. Vielleicht möchtest du dich langsam an die Darmsanierung herantasten, dann kannst du mit geringen Dosen anfangen und die Dosierung bei guter Verträglichkeit steigern.

Es ist ungemein wichtig die schlechten Ernährungsgewohnheiten zu ändern, um den Darm währen und nach der Darmsanierung nicht weiter mit Giftstoffen zu belasten. Fastentage, eine basenüberschüssige Ernährung und eine vitalstoffreiche Ernährung sind die optimalen Begleiter einer Darmsanierung. Auch

Nahrungsergänzungsmittel sind toll, um die Intensität deiner Darmsanierung zu steigern.

Was benötigst du für eine Darmsanierung?

Für eine grundsätzliche und unkomplizierte Darmreinigung reichen schon drei Produkte aus: Probiotika, Flohsamenschalenpulver und Bentonit.

Das Flohsamenschalenpulver wirkt vor allem auf die im Darm festsitzenden Essensreste, Schlacken und Giftstoffe ein. Diese werden gelöst und können ausgeschieden werden. Achte darauf, dass die Flohsamenschalen fein gemahlen sind! Gemahlene Flohsamenschalen wirken intensiver als die nicht gemahlenen.

Bentonit ist Mineralerde, die 90% Montmorillonit enthält. Montmorillonit ist ein Dreischichtsilikat, welches in anderen Heilerden nicht in dem hohen Maße enthalten ist. Montomorillonit hat absorbierende Eigenschaften, so können Giftstoffe, Bakterien und Ablagerungen gebunden und ausgeschieden werden. Bentonit ist als Pulver, in Kapseln und mit

Wasser vermischt erhältlich. Achte darauf möglichst reines Bentonit zu verwenden!

Probiotika sind lebende Mikroorganismen, die in dieser Form auch im menschlichen Darm vorkommen. Ein in seiner Funktion gestörter Darm hat meistens aber viel zu wenige dieser tollen Probiotika, weswegen es ratsam ist, dem Darm diese als Extraportion zu gönnen bis die optimale Darmfunktion wieder hergestellt ist und der Darm die Probiotika wieder in ausreichender Menge selbst produzieren kann. Bitte nicht mit Präbiotika verwechseln, diese regen das Wachstum bereits vorhandener Laktobakterien im Darm an.

Mineralstoffe und Spurenelemente

Neben den drei essentiellen Produkten für die Darmreinigung gibt es viele Helferlein, die die Darmreinigung intensivieren können.

Wenn dein Organismus beispielsweise übersäuert ist, können dir Spurenelemente und Mineralien wie siliziumreiche Mineralstoffpräparate oder Sango Meeres Koralle weiterhelfen. Auch qualitativ hochwertige Basenpulver können bei dem Prozess der Entsäuerung hilfreich sein.

Allerdings ist darauf zu achten, dass das Basenpulver keine synthetischen Stoffe, sondern bioverfügbare Stoffe enthält, die vom Körper auch verarbeitet werden können. Synthetische Stoffe können vom Körper nicht verarbeitet werden und lagern sich zusätzlich im Organismus ab, was auf langfristiger Sicht eine Ursache für Folgeerkrankungen sein kann.

Die Sango Meeres Koralle stammt aus japanischen Gebieten und bietet ein optimales Gleichgewicht an Mineralien und Spurenelementen, wie Phosphor und Kalzium. Beim Erwerb ist darauf zu achten, dass die Koralle vor dem Reaktorunglück von Fukushima im Jahr 2011 geerntet wurde, weil sonst möglicherweise eine radioaktive Belastung vorliegt.

Weitere Algen sind die Spirulina-Alge und die Chlorella-Alge, die als Pulver oder in Tablettenform erhältlich ist. Die Algen unterstützen den Körper bei der Ausschwemmung von Schwermetallen und Giften.

Falls ein Pilzbefall oder ein Übermaß an schädlichen Bakterien und Viren im Darm Überhand nehmen, kann Grapefruitkernextrakt helfen. Dieser Extrakt wird aus den Kernen und der Schale der Grapefruit gewonnen und wird auch als natürliches Antibiotikum bezeichnet. Positiv an dem Grapefruitkernextrakt ist, dass es keine natürlichen und nützlichen Bakterien angreift, sondern nur gegen Schädlinge wirkt. Das Grapefruitkernextrakt hat einen hohen Anteil an Antioxidantien und Bioflavonoide, was bei der Bekämpfung von freien Radikalen hilft. Freie Radikale können dem Körper Schaden zufügen.

Gerstengras besitzt eine entzündungshemmende Wirkung und unterstütz die Widerherstellung der gesunden Darmflora. Durch die Einnahme von Gerstengras wird der Wassergehalt des Stuhls reguliert und die Darmschleimhaut regeneriert. Der hohe Chlorophyllgehalt des Gerstengras wirkt beispielsweise auch gegen Krebs. Gerstengras bietet im Vergleich zu anderen Lebensmitteln einen sehr hohen Gehalt an Spurenelementen, Vitaminen und Mineralien, was es zu einem optimalen Begleiter der Darmsanierung macht. Das nützliche Gerstengras ist frisch, als Pulver oder als Saft erhältlich.

Ein weiteres pflanzliches Präparat zur Darmsanierung ist das Pulver der Yucca-Palme. Dieses Pulver bindet Giftstoffe unglaublich effektiv, durch den fast 50% Anteil der Saponine in dieser Pflanze. Saponine emulgieren Fett und lösen die oberste Darmschicht, sodass die darunterliegenden jungen Darmzellen die Nährstoffe wieder optimal aufnehmen können. Da es bei empfindlichen Personen zu Nebeneffekten kommen kann, ist eine steigende Dosierung zu empfehlen. Begonnen wird mit einer Kapsel täglich, dann 3 Kapseln täglich bis hin zu 6 Kapseln täglich. Solange keine Nebeneffekte auftreten, kann die Dosierung gesteigert werden. Bei Nebeneffekten sollte länger auf einer Dosierungsstufe verharrt werden, bis die Nebeneffekte abgeklungen sind. Erst dann sollte die Dosierung erhöht werden.

Heilpflanzen gegen Parasiten

Gegen große Kulturen von Pilzen oder Parasiten können Heilpflanzen auf natürlichem, nebeneffektfreiem und schonendem Weg helfen. Natürlich benötigst du nicht alle dieser Mittelchen, aber vielleicht macht dich eins neugierig oder du willst verschiedene Produkte ausprobieren. Hier findest du eine Auswahl an nützlichen Helfern im Kampf gegen Parasiten und Pilzen:

Wermut kann als Tee, Kapsel oder Flüssigextrakt gegen Parasiten eingesetzt werden. Achtung bei reinem Wermut-Öl – dieses ist toxisch!

Natives ökologisch erzeugtes Kokos-Öl enthält Laurinsäure, die gegen Pilze und Parasiten wirkt. Du kannst es zum Kochen, in Smoothies, in Desserts, im Kaffee, quasi in jedem Gericht verwenden. Kokos-Öl hat unglaublich viele positive Eigenschaften und ist ein wahres Wundermittel der Küche! Mit 3-4 EL Kokos-Öl täglich kannst du Parasiten und Pilzen die Lebensgrundlage entziehen, deinen Darm verwöhnen und die insgesamt positiven Effekte auf deinen gesamten Körper genießen.

Das Oregano-Öl ist um ein Vielfaches konzentrierter, als die Oregano-Pflanze. Zur Bekämpfung von Parasiten können 3 mal täglich bis zu 3 Tropfen des Öls oder Kapseln eingenommen werden. Achte beim Kauf darauf, dass das Produkt einen hohen Anteil an Carvacrol hat – dies ist der Wirkstoff gegen die Parasiten!

Knoblauch ist wohl in jeder Küche zu finden. Knoblauch enthält Allicin, welches gegen Spulwürmer, Bandwürmer und Giardien wirkt. Wer kein Problem mit Knoblauch hat, kann jeden Abend eine Zehe zu sich nehmen. Dies über einen Monat und die Schädlinge im

Darm haben keinerlei Lebensgrundlage mehr!

Kürbiskerne enthalten die Substanz Piperazin, die Parasiten wie Bandwürmer und Spulwürmer lähmt, sodass sie über den Kot ausgeschieden werden können. Kürbiskerne sollten also während deiner Darmsanierung auf deinem täglichen Speiseplan stehen.

Ein Extrakt aus den Blättern des Olivenbaums wirkt aufgrund der vielen enthaltenen sekundären Pflanzenstoffe eine antibakterielle, entzündungshemmende, antivirale und immunstimulierende Wirkung. So können Parasiten effektiv behandelt werden.

Das Extrakt aus der Schale der Schwarzwurzelnuss ist in Kapseln und Tropfenform erhältlich. Auch dieser Extrakt wirkt stark gegen Pilze und wird seit langem in der Naturmedizin eingesetzt.

Kapitel 4: Die Darmreinigung

Nun weißt du schon einiges über die Funktionsweise deines Darm, was ihm gut tut und welche Hilfsmittel du für die Darmsanierung verwenden kannst. Die Grundlage für die Darmsanierung ist eine vitalstoffreiche Ernährung und die drei Komponenten Bentonit, Flohsamenschalenpulver und Probiotika.

Das Flohsamenschalenpulver kann mit Bentonit und Wasser zusammen vermischt und getrunken werden. Wichtig ist, dass Gemisch sofort zu trinken, da die Flohsamenschalen sonst aufquellen und eine Art Wackelpudding entsteht. Dieser Drink sollte eine Stunde vor dem Essen oder zwei Stunden nach dem Essen eingenommen werden und maximal 4 mal täglich.

Wenn die Darmreinigung beispielsweise 6-8 Wochen andauern soll, sollte man die letzten 1-2 Wochen die Einnahme des Flohsamenschalenpulver-Bentonit-Getränk langsam reduzieren, um den Körper auf das Ende der Kur vorzubereiten. In den ersten 2-3 Wochen werden zwei Drinks täglich empfohlen, für die darauf folgenden intensiven Wochen bis zu 4 Drinks am Tag und in den letzten 1-2 Wochen nur ein Drink pro Tag. Die Probiotika werden mit einer Stunde Abstand zu den Drinks zwei Mal täglich eingenommen, sofern durch die Packungsbeilage nicht anders verordnet.

Sensible Menschen können möglicherweise empfindlich auf die Produkte reagieren. In einem solchen Fall empfiehlt sich mit der halben Dosierung zu beginnen und die Dosierung bei Wohlbefinden langsam zu steigern. Bei jedem Mensch verläuft die Entgiftung ganz unterschiedlich, abhängig von äußeren Faktoren, Art und Menge der Giftstoffe im Körper, Gesundheitszustand und grundsätzliche Ernährung. Mögliche Begleiterscheinungen sind unreine Haut, Kopfschmerzen, Verdauungsprobleme oder Verstärkung der sowieso schon aktuellen Symptome. Dies geschieht, wenn zu viele Giftstoffe auf einmal aus dem Körper geschwemmt werden. Wichtig ist in so einem Fall die Dosierung zu reduzieren und nach dem Abklingen der Symptome wieder zu steigern.

Falls du regelmäßig Medikamente einnimmst, solltest du die Darmsanierung mit deinem behandelnden Arzt planen und absprechen.

Was gehört nicht auf den Speiseplan?

Auf schwarzen Tee, Koffein, Alkohol und Nikotin sollte während der gesamten Entgiftungszeit verzichtet werden. Produkte, die zur aktuellen Überlastung des Verdauungssystems geführt haben, sollten natürlich während und nach der Sanierung nicht im Speiseplan auftauchen. Dazu gehören Fertiggerichte, Zucker, Weißmehlprodukte, zuckerhaltige Getränke und schlechte Säuren bildende Lebensmittel. Schlechte Säure bildende Lebensmittel haben einen hohen Anteil an Jod, Schwefel, Chlor und Phosphor. Diese Lebensmittel lassen Stoffwechselrückstände im Körper, sogenannte Schlacken, die sich im Darm festsetzten und dort für die Bildung von Gasen und Fäulnis verantwortlich sind.

Milch ist generell Säure bildend, aber Rohmilch oder Ziegenmilch vertragen viele Menschen ausgesprochen gut. Schlechte Säure bildende Lebensmittel sind beispielsweise

- Fertigprodukte

- Weißmehlprodukte/glutenhaltige Getreideprodukte (Nudeln, Brot, Müsli, Gebäck, Brot, ...)

- Süßigkeiten, Eis

- Kaffee, Alkohol, schwarzer Tee

- tierische Produkte aus konventioneller Landwirtschaft

- stark zuckerhaltige Produkte

- Essig

- Ketchup

- Wurstersatzprodukte

Was gehört auf jeden Fall auf den Speiseplan?

Wichtig für die Ausschwemmung der Giftstoffe und Parasiten ist während der Darmsanierung viel gefiltertes Wasser zu sich zu nehmen!

Neben den schlechten Säure bildenden Lebensmittel gibt es auch die basischen und gute Säure bildenden Lebensmittel. Allgemein gilt für die vitalstoffreiche Ernährung sich auf frische und unverarbeitete Lebensmittel zu konzentrieren.

Geeignete Lebensmittel sind beispielsweise:

- Fisch und tierische Produkte aus ökologischer Landwirtschaft

- Apfelessig

- Kakaopulver

- Obst

- Gemüse

- Nüsse und Saaten

- Vollkornreis

- Amaranth, Buchweizen, Hirse, Quinoa, Gerste, Dinkel, Bulgur, Couscous, Hafer, Haferflocken

-

Anwendung der zusätzlichen Helfer

Die vielen zusätzlichen natürlichen und pflanzlichen Hilfsmittel aus den vorherigen Kapiteln helfen beim Ausschwemmen der Toxine und Parasiten. Wie du sie anwendest und in deinen Speiseplan einbaust, erfährst du jetzt!

- Chlorella-Algen, Spirulina-Algen und Gerstengras zu den Mahlzeiten

- Grapefruitkernextrakt morgens nüchtern und 15 Minuten vor dem Flohsamenschalenpulver-Bentonit-Gemisch und abends vor dem Zubettgehen. Empfohlen werden 5 Tropfen in einem Glas mit stillem Wasser einzunehmen.

- Mineralstoffpräparate sollten zusammen mit dem Flohsamenschalenpulver-Bentonit-Gemisch eingenommen werden.

- Die Präparate zur Bekämpfung von Parasiten haben eine Empfehlung zur Dosierung und Einnahme vom Hersteller, halte dich daran!

Grüne Getränke

Getränke aus grünen pflanzlichen Lebensmitteln können bei der Darmsanierung sehr gut helfen!

Positive Effekte sind unter anderem das Lindern von allergischen Reaktionen. Die Spirulina-Alge, Brokkoli, Himbeeren, Kirschen, Kapern, Trauben, Heidelbeeren, Äpfel, Grünkohl, grüne Bohnen, Zitrusfrüchte, Sanddorn und Schnittlauch enthalten den Wirkstoff Quercetin, ein natürlicher Farbostoff, der zu der Gruppe der Flavonoide und Plyphenole gehört. Durch das Kochen oder Schälen dieser Lebensmittel geht ein Großteil dieses Wirkstoffs verloren. Die Lebensmittel aus ökologischer Landwirtschaft weisen einen vielfach höheren Wert an Quercetin auf, als Lebensmittel aus konventioneller Landwirtschaft. Das Quercetin wirkt gegen die Produktion von Interleukin-4, welches für allergische Reaktionen verantwortlich ist.

Grüne pflanzliche Lebensmittel haben einen positiven Effekt auf den Glukosestoffwechsel und Herz-Kreislauf-Erkrankungen. Die in diesen Lebensmitteln enthaltenen Carotinoide verbessern die Sehkraft. Zudem bewirken sie die Bildung von Chelat im Körper, wodurch Schwermetalle gebunden und Entzündungen gelindert werden. Auch enthalten die grünen pflanzlichen Lebensmittel Jod, Eisen, Selen und die Aminosäure Tyrosin. Diese Komponenten sind für die Bildung der Schilddrüsenhormone und eine optimale Schilddrüsenfunktion wichtig.

Die meisten grünen pflanzlichen Lebensmittel haben antibakterielle und antivirale Eigenschaften. Also wirkt sich der Verzehr dieser Lebensmittel auf deine gesamte Gesundheit positiv aus. Der Spirulina-Alge wird sogar eine Wirkungskraft gegen HIV und Herpes nachgesagt. Die antioxidativen Stoffe, die Vitamine und die anderen sekundären Pflanzenstoffe unterstützen den Körper bei der Bekämpfung von Krebszellen. Alles in allem werden alle Bereiche deines Körpers von den positiven Effekten dieser Lebensmittel profitieren, allen voran deine Darmflora!

Die Spirulina-Alge ist eine Blaualge der Gattung der Cynobakterien und wird in Meerwasserbecken gezüchtet. Sie ist voll mit Eisen, Antioxidantien (Beta-Carotin, Zeaxanthin), Aminosäuren, Vitamin A, Vitamin E, Vitamin K, Vitamin B, Chlorophyll, SOD Enzymen, Schwefel und Gamma-Linolsäure. Spirulina ist also ein Wundermittel für jeden Bereich des Körpers – für Leber, Haut, Haare, Immunsystem und Bauchspeicheldrüse. Im Jahr 2008 wurde in der Zeitschrift „Current Pharmaceutical Biotechnology" über die Vorzüge der Spirulin-Alge berichtet und die unglaublich positiven Effekte auf den gesamten Organismus durch die bioaktive Wirkung bestätigt. Die Pflanze wird vor allem bei Diabetes-Erkrankten zur Stabilisierung der Blutzuckerwerte eingesetzt.

Die Chlorella-Alge existiert seit Milliarden von Jahren auf unserer Erde und ist reich an Chlorophyll, Pflanzeneiweiß, Mineralien, Spurenelemente, Vitamine, ungesättigten Fettsäuren und sekundären Pflanzenstoffen. Da diese Alge nur wenig Jod enthält, eignet sie sich besonders für Menschen mit Schilddrüsenproblemen. Allgemein wirkt die Chlorella-Alge entgiftend und bindet Schwermetalle wie Blei, Arsen, Cadmium und Quecksilber, sowie Alkohol, Herbizide und Pestizide. Zusätzlich wirkt sie positiv auf den Blutzuckerspiegel und Cholesterinspiegel ein.

Marines Phytoplankton ist reich an Mineralstoffen, Chlorophyll und Spurenelementen. Schon einige Tropfen täglich haben einen enormen Effekt auf die gesamte Gesundheit.

Gerstengrassaft wirkt durch den hohen Anteil an dem Enzym SOD (Superoxid Dismutase) entzündungshemmend und antioxidativ. Gerstengras hilft bei der Regulierung des Wasserhaushaltes und des Verdauungssystems. Dank der wertvollen Nährstoffe wird Gerstengras auch im natürlichen Kampf gegen Krebs eingesetzt.

Bei dem Erwerb von pflanzlichen Lebensmitteln ist darauf zu achten, Pflanzen aus ökologischer Landwirtschaft zu erwerben. Vollwertige Lebensmittel können nicht mit synthetischem Dünger erzeugt werden! Alle diese Lebensmittel lassen sich super in frische Gemüsesäfte, frische Smoothies oder Salate mischen!

Damit sich dein Körper langsam an die Grünen Getränke gewöhnen kann, solltest du die ersten vier Wochen nur ein Grünes Getränk täglich einnimmst. Es ist nicht notwendig, dass du alle diese Produkte verwendest!

Kapitel 5: Rezepte

Nun kommen wir zu einigen beispielhaften Rezepten, die sich gut für die Zeit der Darmsanierung eignen. Diese Rezepte kannst du nach Lust und Laune variieren, damit keine Langeweile entsteht!

Das Frühstück

Das Frühstück ist die wichtigste Mahlzeit des Tages! Im Englischen heißt Frühstück „Breakfast" – wörtlich „Das Fasten brechen". Über Nacht fastet der Körper und die Zellen sind morgen fit und aufnahmebereit. Verwöhne deinen Körper mit einem reichhaltigen Frühstück! Menschen, die regelmäßig auf ein gutes Frühstück verzichten haben ein höheres Risiko an Herzleiden zu erkranken und diese nicht zu überleben. Ein gutes Frühstück stärkt die Gedächtnisleistung und die Gehirnleistung. Außerdem steigert es die Laune!

Getränke für ein vitales Frühstück sind Kräutertee, Ingwertee oder ein Kaffee-

Ersatzgetränkt aus 1 EL Mandelmus, 1 TL schwarze Melasse, 1 TL Kokosöl und eine Prise Ginsengpulver, die mit 350ml Wasser im Mixer cremig geschlagen werden.

Toastbrot kann durch basisches Müsli, gekochten Hirsebrei oder glutenfreies Brot ersetzt werden! Basisches Brot kannst du ohne großen Aufwand selbst backen. Dazu benötigst du 350 ml Wasser, 140g Haferflocken, 130g Sonnenblumenkerne, 85g Leinsamen, 60g Nüsse, 4 EL Flohsamenschale, 3 EL Kokosöl, 2 EL Chiasamen, 1 TL Meersalz und 1 EL Ahornsirup, die du zu einem sämigen Teig verrührst und über Nacht in einer mit Backpapier ausgelegten Kastenform bei Raumtemperatur ruhen lässt. Dann backst du das Brot für 20 Minuten bei 175Grad, nimmst das Brot aus dem Kasten und legst es mit der Oberseite auf ein Ofenrostgitter. So backst du es weitere 35 Minuten – Fertig!

Du möchtest nicht auf deine Marmelade verzichten? Püriere frische Früchte mit entsteinten Datteln. Diese Mischung lässt sich wie Marmelade verwenden und im Kühlschrank einige Tage lagern. Datteln sind reich an Ballaststoffen und sehr süß, also eine wunderbare Basis für ein darmgesundes Frühstück.

Wenn du gerne herzhaft frühstückst, kannst du dir einen Gemüseaufstrich aus gekochten Hülsenfrüchten zubereiten. Diese kannst du mit Gewürzen und Kräutern abschmecken und zu einer cremigen Masse pürieren, die als Brotaufstrich verwenden kannst und einige Tage im Kühlschrank aufbewahren kannst. Diese Mischung kannst du mit gekochtem Gemüse, Tofu, Algen, Nüssen und Keimen variieren!

In asiatischen Ländern wird morgens traditionell Suppe gegessen. Probiere doch einmal eine Miso-Suppe als Start in den Tag!

Der ideale Begleiter deines vitalstoffreichen Frühstücks ist ein Grünes Getränk! Du könntest beispielsweise ½ Gurke, ½ Zitrone, 1 Stange Sellerie und einige Grünkohlblätter entsaften und den Saft mit Spirulina-Pulver anreichern. Alternataiv kannst du ¼ Gurke, Chlorella-Pulver, 1 TL Kokosöl, ¼ Limette und 4 Löwenzahnblätter mit etwas Wasser in einem Hochleistungsmixer zu einem sämigen Smoothie mixen.

Das Mittagessen

Die Basis deines vitalstoffreichen Mittagessens sollte ein üppiger und vielfältiger Rohkostsalat sein. Beispielsweise kannst du ¼ Gurke, ¼ Zwiebel, 3 Tomaten, ½ Paprika und einige Oliven klein schneiden und mit einem Dressing aus Apfelessig, hochwertigem Olivenöl, mediterranen Kräutern, Meersalz und Pfeffer anrichten. Ein weiteres Basisdressing besteht aus 1 Avocado, 1 Handvoll Kräuter, dem Saft einer halben Zitrone, etwas Wasser, einem Schuss hochwertigem Olivenöl, Meersalz und Pfeffer. Die Zutaten werden in einem Hochleistungsmixer sämig püriert und über den Salat gegeben.

Auch Pesto eignet sich hervorragend als Salatdressing. Für ein leckeres Kürbispesto werden 120g Speisekürbis klein geschnitten und mit etwas Öl bei 180 Grad im Backofen für 10 Minuten gebacken und anschließend mit etwas Petersilie, 10 g Parmesan, 1 EL Kürbiskernen, Salz und Pfeffer in einem Hochleistungsmixer zu einer sämigen Paste verarbeitet.

Vegetarische Gerichte eigenen sich hervorragend als Mittagessen während der Zeit der Darmsanierung! Beispielsweise können mit einem Spiralschneider ganz einfach Nudeln aus Gemüse hergestellt werden. Diese Nudeln, beispielsweise aus Möhren oder Zucchini, können roh oder kurz in kochendem Salzwasser gekocht verzehrt werden. So kann neben einem bunten Salat eine Portion Gemüsenudeln gereicht werden. Die Gemüsenudeln mit einer halben klein geschnittenen Zwiebel und einigen Fetawürfeln anbraten und anschließend mit Gewürzen und Kräutern abschmecken.

Wasser, Tee oder ein Grünes Getränk sind eine gute Option, um dein Mittagessen abzurunden.

Das Abendessen

Abends solltest du keine Kohlenhydrate oder Obst mehr zu dir nehmen, um deinen Darm über die Nacht nicht zu belasten. Fokussiere dich auf Proteine, Salat und Gemüse. Idealerweise solltest du 2-3 Stunden vor dem Zubettgehen nichts mehr essen, sodass dein Körper über Nacht keine Verdauungsarbeit mehr leisten muss. So wirst du wesentlich besser schlafen und dein Körper kann sich um die Entgiftung kümmern.

Ein beispielhaftes Abendessen ist ein bunt gemischter Salat oder gedünstetes, gebratenes Gemüse mit einer Fisch- oder Fleischbeilage.

Ein Tomatensalat aus 8 bunten Tomaten, ½ Zwiebel, Apfelessig, Olivenöl, Salz und Pfeffer ist ein wunderbarer Begleiter zu schonend angebratenen Putenbruststreifen oder einem feinen Fischfilet! Sei kreativ und probiere auch Neues aus!

Ein Spiegelei mit Spinat und Steinpilzen ist eine gute Variante für das Abendessen. Dazu werden 200g Spinat in Salzwasser gekocht und währenddessen ½ Zwiebel und 50g Steinpilze fein geschnitten. Die Zwiebeln und die Pilze werden mit etwas Öl in einer Pfanne angebraten und anschließend mit dem Spinat vermengt. In der Zwischenzeit wird ein Spiegelei angebraten. Das Spiegelei wird mit der Spinatmischung serviert und mit Salz und Pfeffer abgeschmeckt.

Auch Gemüsesuppen eignen sich als nährstoffreiches Abendessen.

Die Snacks

Als Snack eigenen sich Obst oder Gemüsesticks wunderbar.

Für unterwegs eignet sich ein leichter Obstsalat oder Gemüsesticks mit einem Guacamole-Dip. Dies kannst du auch für die

Arbeit schon morgens gut vorbereiten und mitnehmen.

Schneide ½ Birne, ½ Apfel, ½ Mango und ½ Banane in mundgerechte Stücke und übergieße sie mit einem Dressing aus Erdbeeren und entsteinten Datteln, die du mit ein wenig Wasser in einem Hochleistungsmixer pürierst!

Für die Gemüsesticks schneidest du 3 Möhren, ½ Gurke und 1 Paprika in Streifen. Du kannst sie anbraten oder roh verzehren. Dazu passt ein Guacamole-Dip. Dazu pürierst du 1 Avocado mit dem Saft einer halben Zitrone, Salz und Pfeffer. Oder du weichst über Nacht 200g Cashewkerne in Wasser ein, schüttest das Wasser am nächsten Morgen ab und pürierst die Cashewkerne mit einer Handvoll Kräutern, Salz, Pfeffer und etwas Zitronensaft!

Oliven und Nüsse eigenen sich ebenfalls gut als Snack für unterwegs, genauso wie Grüne Getränke!

Schlusswort

Hoffentlich konntest du einige hilfreiche Informationen aus diesem Buch mitnehmen!

Du weißt nun welche Stationen die Nahrung durch deinen Körper passiert und was im Mund, im Magen und im Darm genau stattfindet. Außerdem hast du gelernt, welche Lebensmittel Toxine enthalten und dass Toxine sich im Körper festsetzten und deine gesamte Gesundheit beeinflussen. Du hast gelernt, dass sich im Darm durch eine schlechte Ernährung und ungesunde Lebensweise Schlacken festsetzten können, wodurch dein Darm nicht mehr optimal arbeiten kann und die Nährstoffe aus deiner Nahrung nicht mehr richtig aufgenommen werden können. Du kennst nun die Symptome eines nicht mehr ideal funktionierenden Darms und kannst die Warnzeichen erkennen!

Nun weißt du aber auch, was du dagegen tun kannst! Neben Sport, ausreichend Wasser, wenig Stress und einer Menge frischer Lebensmittel, hast du noch viele hilfreiche Supplemente wie die Sango Meeres-Koralle, die Chlorella-Alge oder den Grapefruitkernextrakt kennen gelernt. Jetzt weißt du, wie diese Supplemente wirken und wie sie dir bei deiner Darmsanierung helfen können.

Die drei Basismittel der Darmsanierung – Probiotika, Flohsamenschalenpulver und Bentonit – sind dir nun bekannt und du weißt, wie du sie für deine Darmsanierung einsetzten kannst.

Außerdem hast du einige Rezeptvorschläge mitbekommen, die dir den Weg zu einer gesunden Ernährungsweise ebnen. Diese Rezepte kannst du einfach nachkochen und auf ganz vielfältige Art und Weise variieren.

Ich wünsche dir viel Erfolg bei deiner Darmsanierung!

Quellen

- Ploss, O. (2017). *Moderne Praxis bewährter Regulationstherapien : Entgiftung und Ausleitung, Säure-Basen-Haushalt, Darmsanierung / Oliver Ploss.*(4. aktualisierteAuflage ed.).

- Xu, H., Laflamme, Cupp, &Nestec S.A. (2013).

- Haber, P., Lercher, P., &SpringerLink. (2006). *Ernährung Und Bewegung Für Jung Und Alt Älter Werden - Gesund Bleiben (German Edition),* 1 online resource (251 p.).

- Peck-Radosavljevic, & Peck-Radosavljevic, Markus. (2013). *Ernährung und Verdauung / Markus Peck-Radosavljevic (Hg.).*(9., überarb. Aufl. ed., BV019594920 13). Wien: Facultas.wuv.

- O'Sullivan, J., Gallagher, O'Doherty, Sweeney, &Bioatlantis Ltd. (2012).

Impressum

Wichtiger Hinweis:

Die in diesem Buch enthaltenen Informationen dienen ausschließlich informativen Zwecken und dürfen unter keinen Umständen als Ersatz für eine professionelle Beratung oder Behandlung durch ausgebildete und anerkannte Ärzte angesehen werden. Diese beinhalten keinerlei Empfehlungen bezüglich bestimmter Diagnose- oder Therapieverfahren. Die Inhalte dürfen niemals als eine Aufforderung zur Selbstbehandlung oder als Grundlage für Selbstdiagnosen und -medikation verstanden werden. Die Informationen spiegeln lediglich die Meinung des

Autors wieder. Der Autor übernimmt für die Art oder Richtigkeit der Inhalte keine Garantie, weder ausdrücklich noch impliziert.

Sollten Inhalte des Buches gegen geltendes Recht verstoßen, dann bittet der Autor um umgehende Benachrichtigung. Die betreffenden Inhalte werden dann umgehend entfernt oder geändert.

Haftung für Links

Das Buch enthält Links zu externen Webseiten Dritter, auf deren Inhalte wir keinen Einfluss haben. Deshalb können wir für diese fremden Inhalte keine Gewähr übernehmen. Für die Inhalte der verlinkten Seiten ist stets der jeweilige Anbieter oder Betreiber der Seiten verantwortlich. Die verlinkten Seiten wurden zum Zeitpunkt der Verlinkung auf mögliche Rechtsverstöße überprüft. Rechtswidrige Inhalte waren zum Zeitpunkt der Verlinkung nicht erkennbar. Eine permanente inhaltliche Kontrolle der verlinkten Seiten ist jedoch ohne konkrete Anhaltspunkte einer Rechtsverletzung nicht zumutbar. Bei Bekanntwerden von Rechtsverletzungen werden wir derartige Links umgehend entfernen.